妈妈的微笑找到了

孕产心理健康指南

张 帆 伍少莹 著

张 帆 王 雪 绘

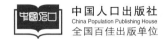

中国人口出版社
China Population Publishing House
全国百佳出版单位

序　言

　　伟大的母亲造就了伟大的人类,幸福的母亲塑造了幸福的家庭,健康的母亲养育了健康的子女。健康从孕育开始,这是当前人类社会的共识,心理健康尤其如此。

　　作为未来的母亲,女性从怀孕开始就需要更多的关注、理解和爱,需要有人来支撑她们和宝宝度过人生中最重要的时刻。

　　孕产妇心理健康,关系到准妈妈从备孕到怀孕、产后一年的幸福感和健康问题,会影响到每个家庭成员的幸福感,以及夫妻关系和亲子关系的质量。产妇的心理健康在产后的一年中还会直接影响到婴儿早期的身心健康。在现实生活中,一些孕产妇出现心理问题时,常常得不到家人理解,无人倾诉,却又讳疾忌医。如果未及时得到专业人员的疏导,可能会导致严重后果。

　　中国人口出版社出版的《妈妈的微笑找到了》,是一本关于孕产妇心理健康的绘本,针对孕产妇出现的心理问题,从婴幼儿的视角,图文并茂地展现了女性从怀孕到产后的心理状态,并以问答的形式提出建议和专业指导,适合孕产妇这个特殊群体在特殊时期的阅读需求。

　　希望《妈妈的微笑找到了》能够带给每一位母亲治愈、快乐的力量,使其感受到爱与温暖,并把这种能量传递给下一代。

金曦

（中国疫病预防控制中心妇幼保健首席专家）

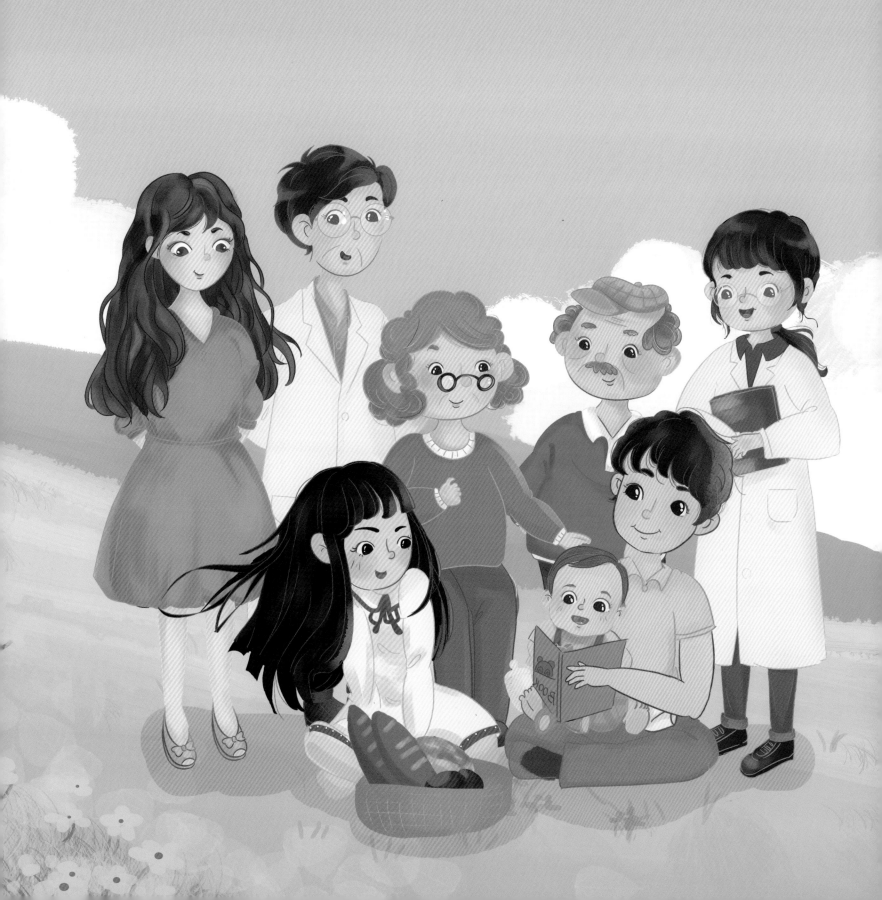

人物介绍

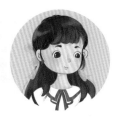 妈妈:新手妈妈,怀孕时出现了情绪不良的情况,容易担忧和焦虑,幸运的是,在家人的陪伴与医生的鼓励下,战胜了孕产期心理抑郁。

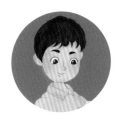 爸爸:新手爸爸,发现妻子孕产期情绪不良后,通过用心陪伴和求助心理治疗帮助妻子找回了微笑。

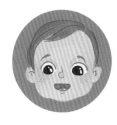 宝宝:从住进妈妈肚子起就时刻关注着妈妈的情绪,一直想看到妈妈的微笑,感受妈妈的快乐。

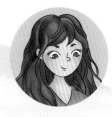 贝贝妈妈:《家庭发展研究与服务》项目负责人,希望用专业的科普知识,将幸福带给每一个家庭。

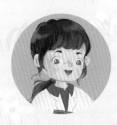 医生:倡导每个家庭用科学、专业的方式应对孕产期心理问题,希望每一位出现产前、产后不良情绪的妈妈不要讳疾忌医,必要时可以求助专业的心理疏导。

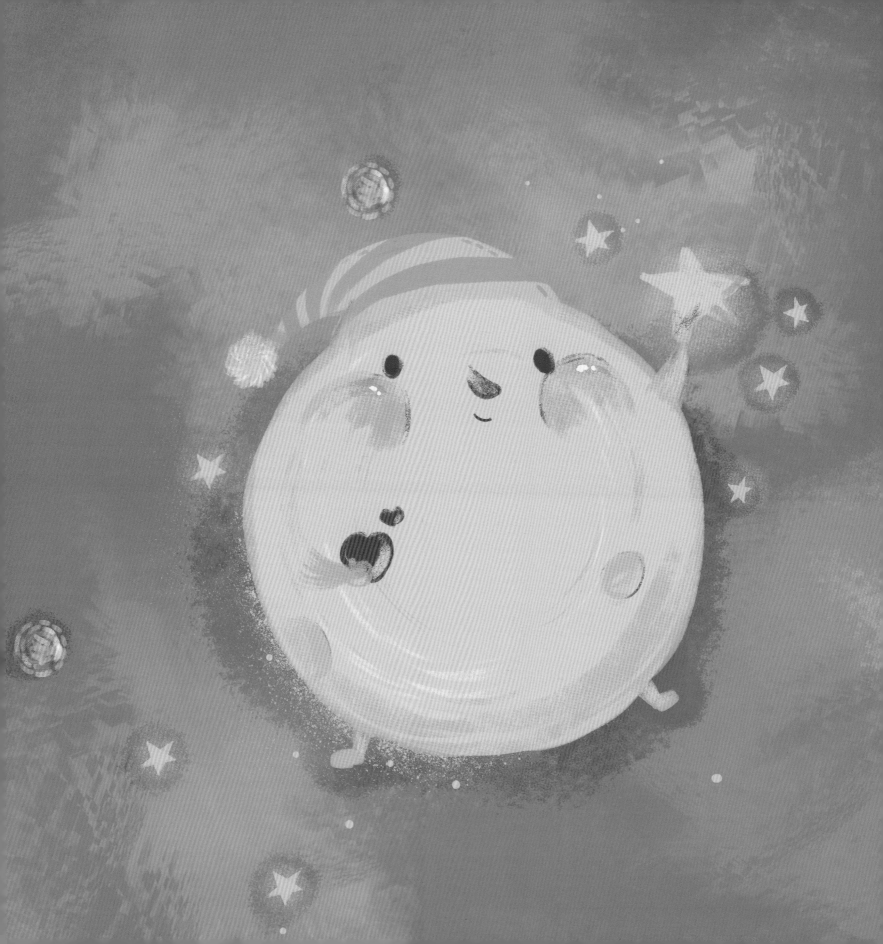

大家好！
今天我要分享的是我妈妈的故事。

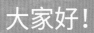

一对情侣向流星雨许下了一个心愿……
不久后，我便幸福地来到这个温暖的"家"，成了他们俩的宝宝。

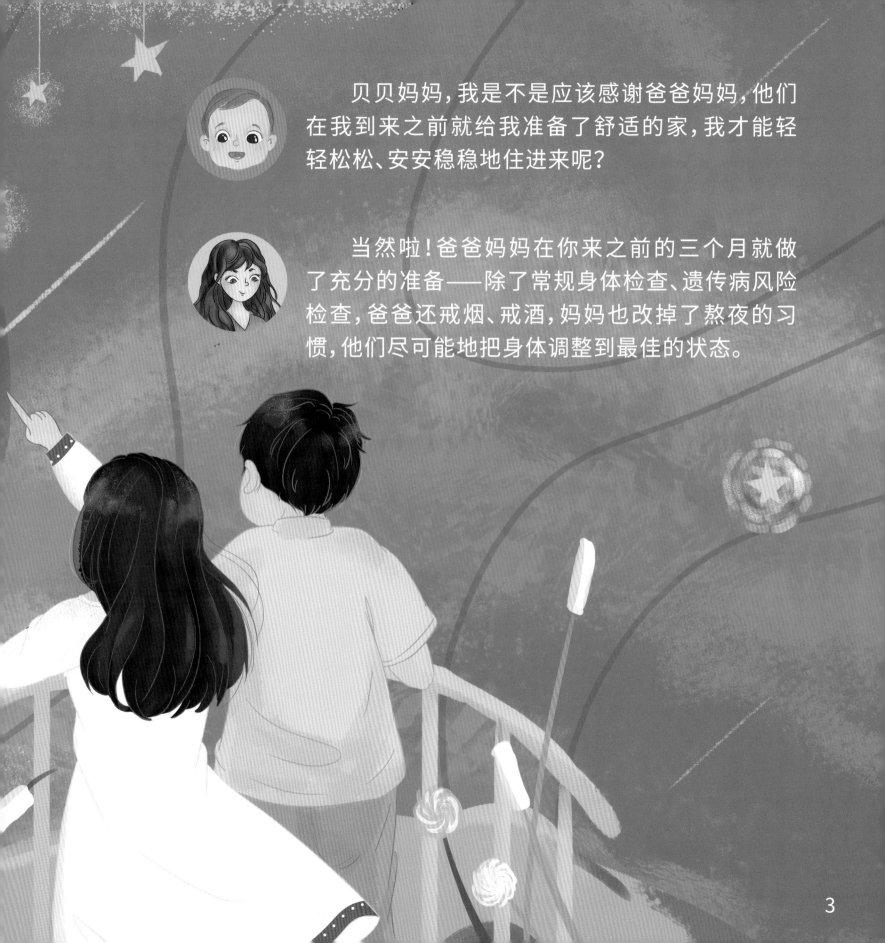

贝贝妈妈，我是不是应该感谢爸爸妈妈，他们在我到来之前就给我准备了舒适的家，我才能轻轻松松、安安稳稳地住进来呢？

当然啦！爸爸妈妈在你来之前的三个月就做了充分的准备——除了常规身体检查、遗传病风险检查，爸爸还戒烟、戒酒，妈妈也改掉了熬夜的习惯，他们尽可能地把身体调整到最佳的状态。

3

最近，妈妈胃口不好，爸爸陪妈妈到她最喜欢的公园野餐……

看，这就是我的妈妈，她特别漂亮，爸爸正趴在她的肚皮上听我的动静呢！

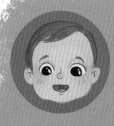
贝贝妈妈，最近，妈妈总是恶心呕吐，无精打采，胃口不佳，头晕贪睡，情绪也极其不稳定，常常因为小事责怪爸爸，对家人好像也很不满……她会一直这样吗？

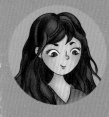
你在妈妈身体里的前三个月，她日常的生活习惯会因为妊娠反应被打乱，产生焦虑、易怒等情绪都是正常的现象。这个时候，和谐的家庭氛围是最好的药方。爸爸和家人都要尽量保持平静，要在言语和行动上对妈妈表示关心，表达理解、同情和支持，帮助妈妈度过这个难关。妈妈可以试着更换多种食物，少量多餐，吃自己喜欢并且容易消化的食物。如果症状比较严重，就要去产科医生处寻求药物辅助治疗了。

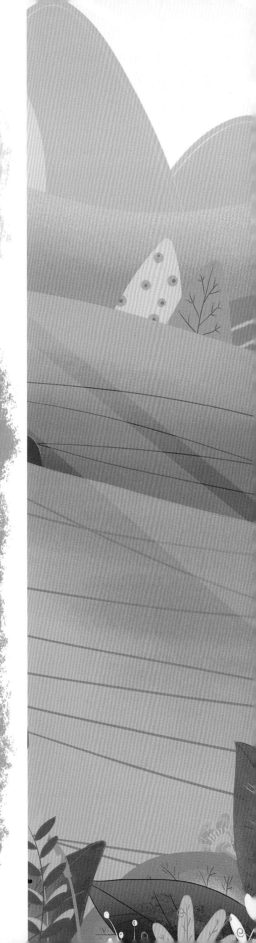

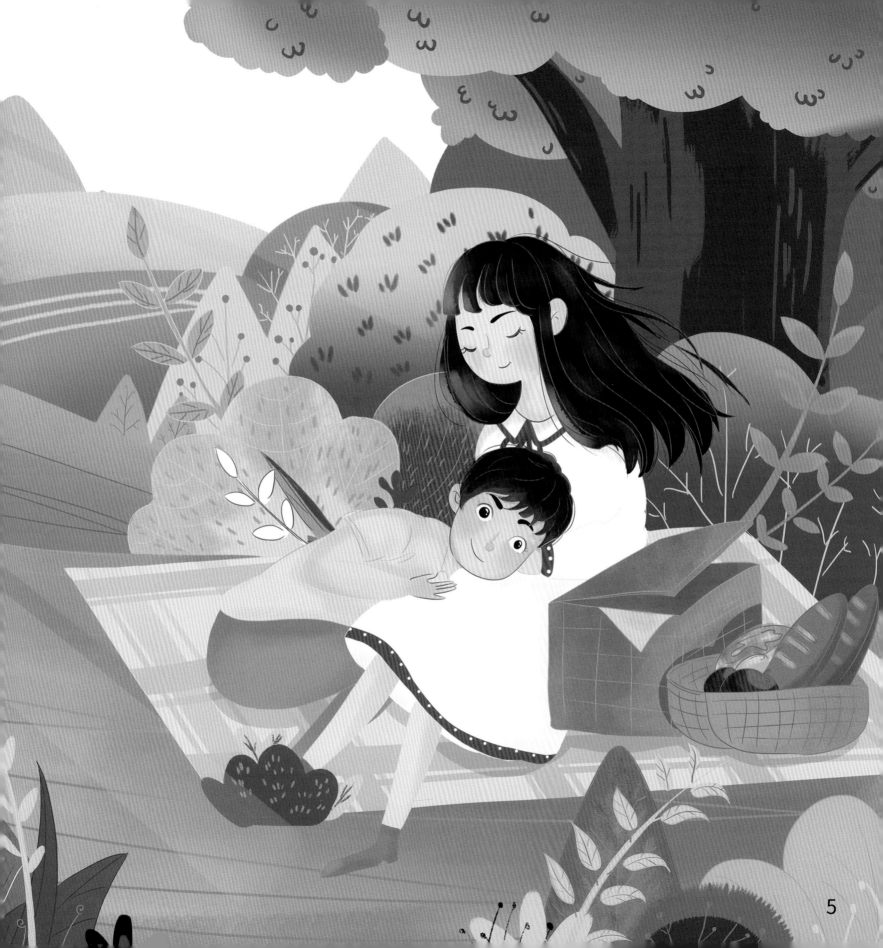

妈妈最近变得不爱说话了，皱眉头的时候多，开心的时候少。

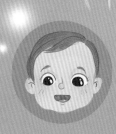

医生，最近妈妈不上班了，她总是胃口不好，情绪波动很大，有时还会跟家人发生冲突，我们该怎么办呢？

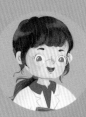

在怀孕初期，妈妈体内的激素构成变化较大，激素水平升降快，她比孕前更敏感，心理也会变得脆弱。所以，你们一家人一定要设法营造和谐的家庭气氛：多听她的诉求，跟她聊些轻松、幽默的话题。可以陪她做瑜伽、外出散步，或者帮她转移生活的关注点，比如，一起听音乐会、看画展、学插花、练画画等，做一些平时想做又没空做的事情。

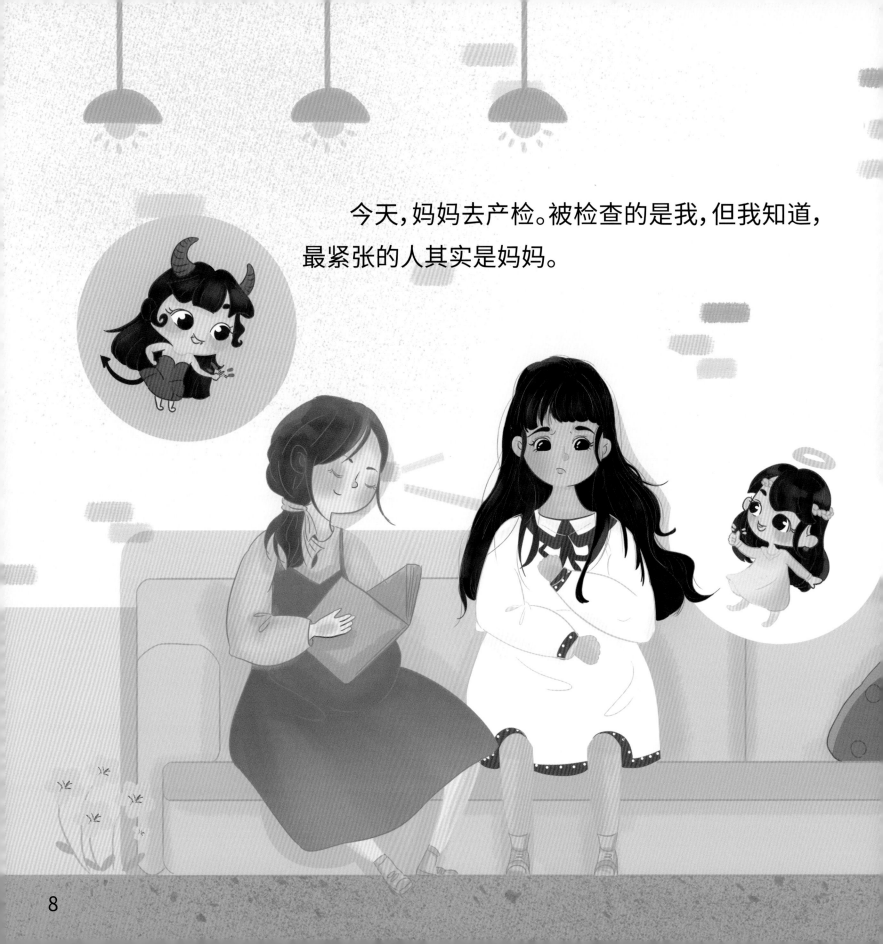

今天，妈妈去产检。被检查的是我，但我知道，最紧张的人其实是妈妈。

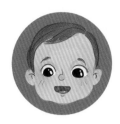

医生，妈妈每次产检前后都很焦虑，我们该怎么办呢？

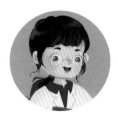

妈妈产检焦虑是因为她对怀孕知识不了解。建议她参加孕妇学校的课程，查阅相关书籍，主动学习孕期知识，也可以多跟有经验的亲朋好友交流；家人们也要多跟她沟通，主动询问产检的事情，爸爸要尽量陪同产检。当妈妈感受到家人的支持力量时，焦虑情绪就会减少。

产检室

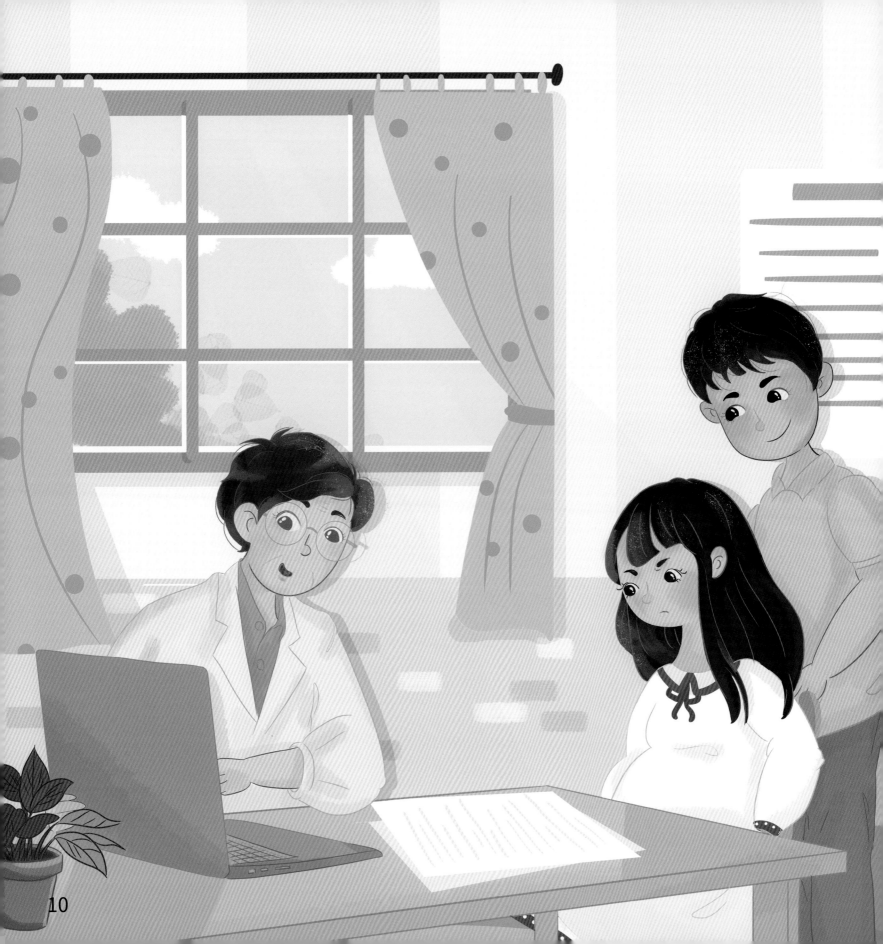

妈妈忐忑不安地坐着，就像在等医生的"宣判"。医生说我很健康，爸爸开心地笑起来，但妈妈的眉头好像还没有松开。

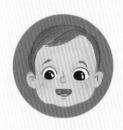

医生说我目前情况都很好，但妈妈还是不放心、不开心。医生，您说这是为什么呢？

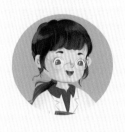

产检时间一般比较短，妈妈掌握的怀孕知识又有限，产检时就会感到紧张、焦虑。建议她在学习孕期知识的过程中，随时记录自己遇到的问题和疑虑。产检时可以把记录问题的小本子带上，争取在有限的时间内与医生做好沟通，解除疑虑，放松心情。家人陪同产检时，也可以帮助妈妈进行沟通，记录医生的建议，让她感受到家人的支持与关心。

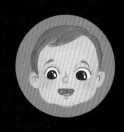

医生，这是妈妈第一次通过仪器看到我，您说她知道我也在关注她吗？

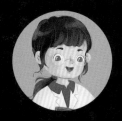

她可能还不知道。其实，你4周时神经系统就开始形成了。15周时就有了味觉，并可能影响妈妈的饮食习惯。20周时能通过听觉了解外面的世界，24～28周时大脑细胞接近成人水平，开始具备与妈妈互通信息的能力。所以，到了7个月时，你就可以感知妈妈的情绪好坏，而妈妈的心理状况也会影响到你的成长。

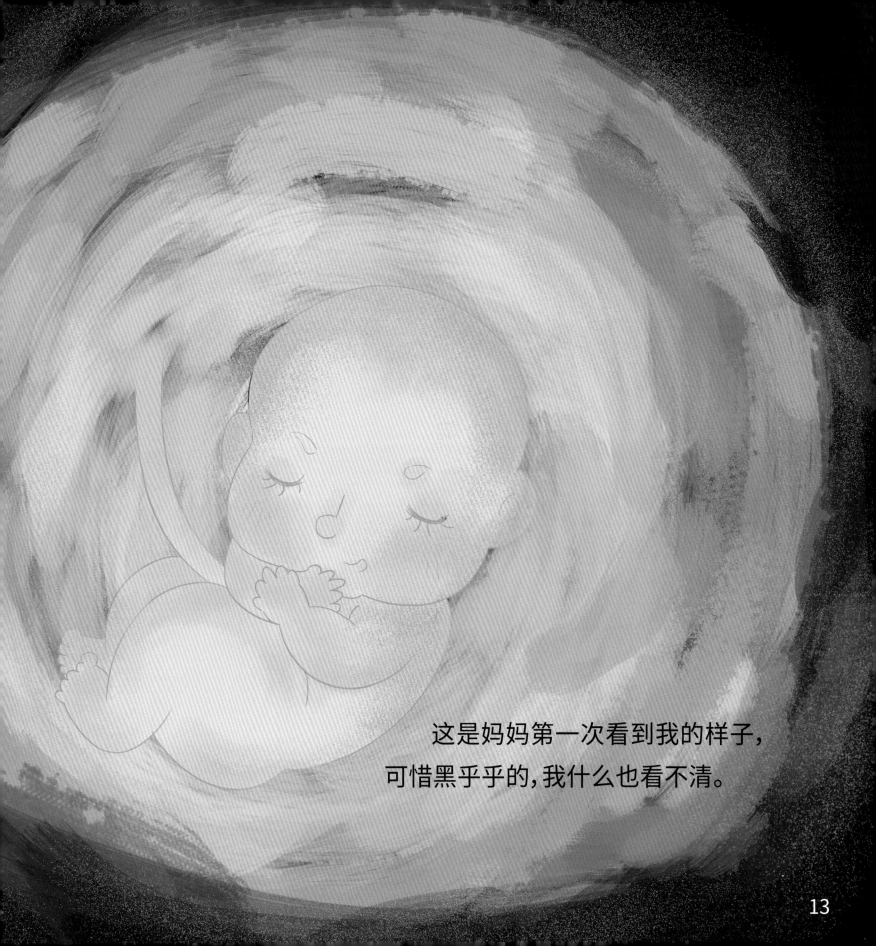

这是妈妈第一次看到我的样子，
可惜黑乎乎的，我什么也看不清。

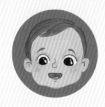

医生，最近妈妈情绪稳定多了，能积极参加准妈妈们的活动了，但我觉得她的学习能力下降了，怀孕真的会让妈妈变笨吗？

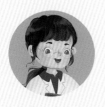

到了孕中期，妈妈体内的激素水平逐渐达到高峰，为了保证宝宝的成长，有可能会降低她某些器官的能量，尤其是大脑，会出现脑疲劳，注意力集中困难，记忆力下降的情况。所以，妈妈还是要多注意休息，保证充足的睡眠，适当加强营养，合理饮食。孕中期、晚期或产后，情况会逐步好转，她不会真正变笨的。

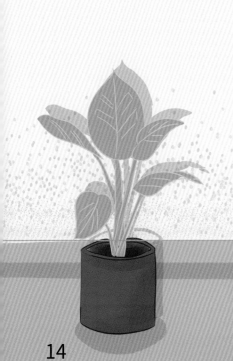

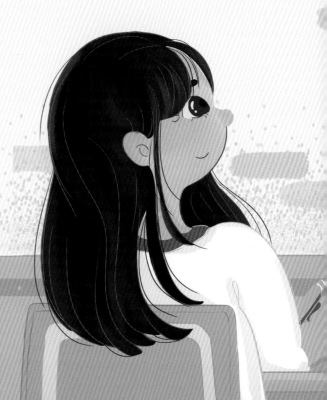

几个月过去了,妈妈已经习惯了我的存在。在爸爸的鼓励下,她变得坚强、独立,经常去上孕妇课,还在学习插花……

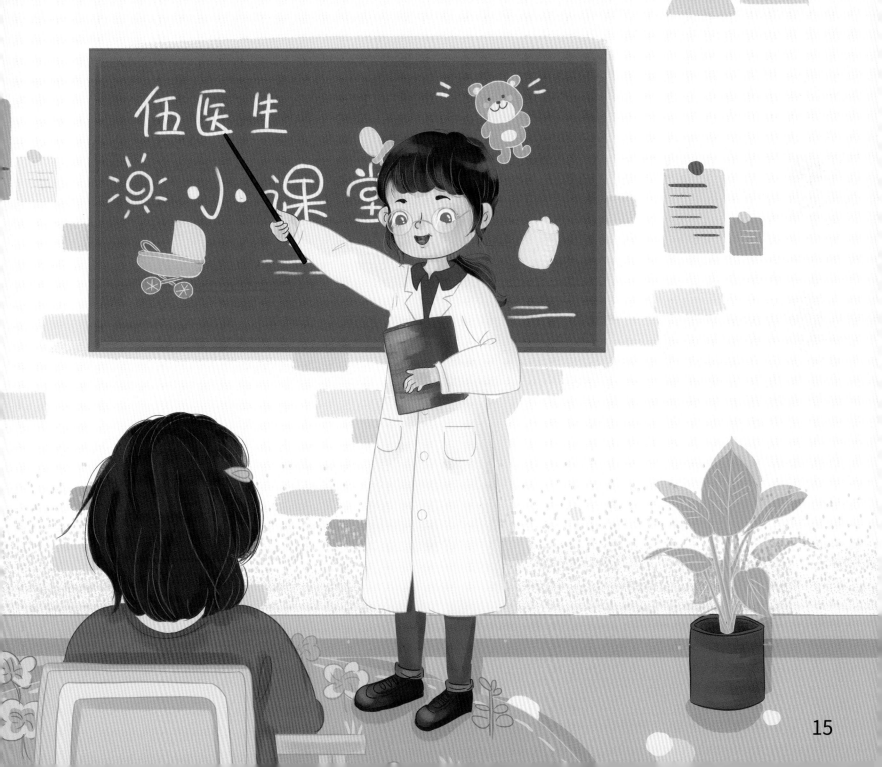

等我过了4个月，在人多、密闭的空间，妈妈常常会感到心慌、胸闷。她不再去热闹的地方了，总是带着我去空旷的、鸟语花香的地方坐着。

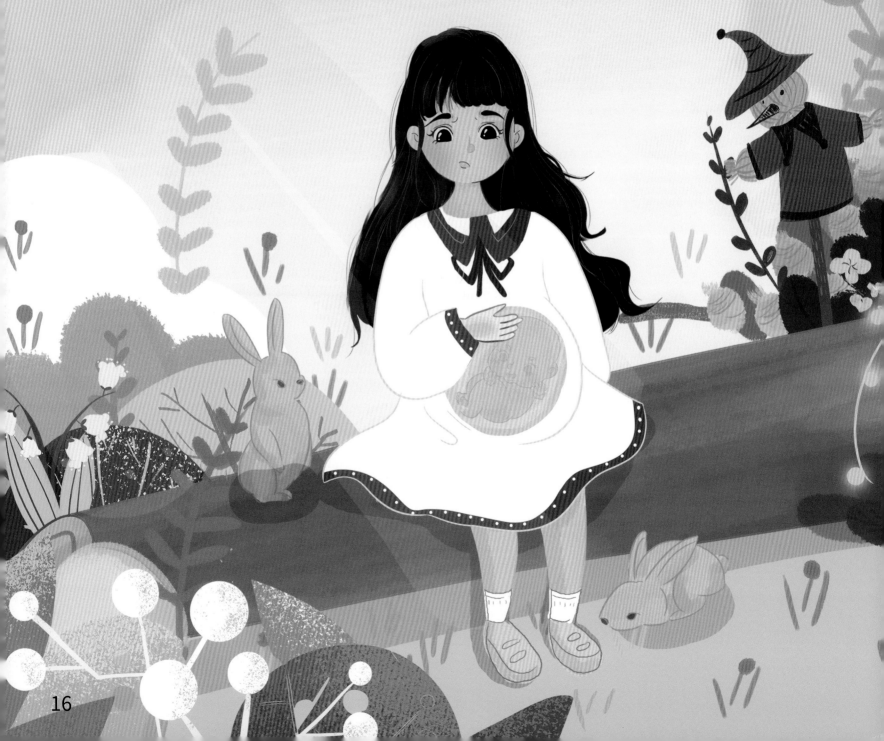

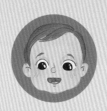

贝贝妈妈，妈妈现在不喜欢去热闹的地方了，总是一个人逛公园，您说她是不是得了抑郁症呀？

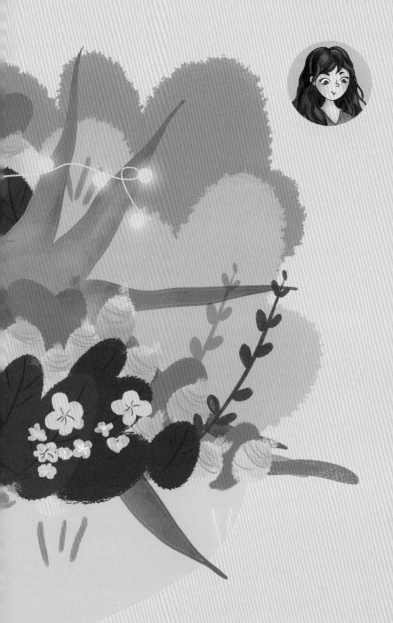

不一定。由于孕中、晚期妈妈的体力消耗比较大，对空气中氧浓度的要求增高，需要增加呼吸次数来维持体内的氧消耗。这个时候，我也建议她少去人多、密闭的地方，多去空旷、氧浓度高、空气新鲜的地方活动，这对缓解焦虑、放松心情有很大的帮助。

我在一天天长大，妈妈平躺着休息越来越不舒服；我动作大的时候，会严重影响妈妈的睡眠质量。有时候，妈妈会在半夜突然醒来，想着我的事情。

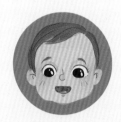 医生，妈妈最近没法平躺着休息，正常入睡也很难，她是得了焦虑症吗，还是我的动作影响了她休息？

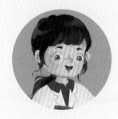 左侧卧位有利于缓解宫内宝宝对妈妈的压力，还能保证子宫动脉的供血供氧，建议妈妈采用左侧卧位休息。

出于母爱的本能，夜间妈妈会更加关注宝宝，深睡眠时间变短，浅睡眠时间延长，宝宝任何轻微的动作都可能引起她的警觉，这种非外界因素引起的睡眠障碍不是心理疾病。如果妈妈白天能放松心情，保证一天不少于7小时的睡眠，你和妈妈的健康就不会有问题。但如果她反复做噩梦，或因为思考其他事情难以入睡，就要找有产科经验的心理医生就诊，学习调整睡眠的方法，或在医生指导下进行药物治疗。

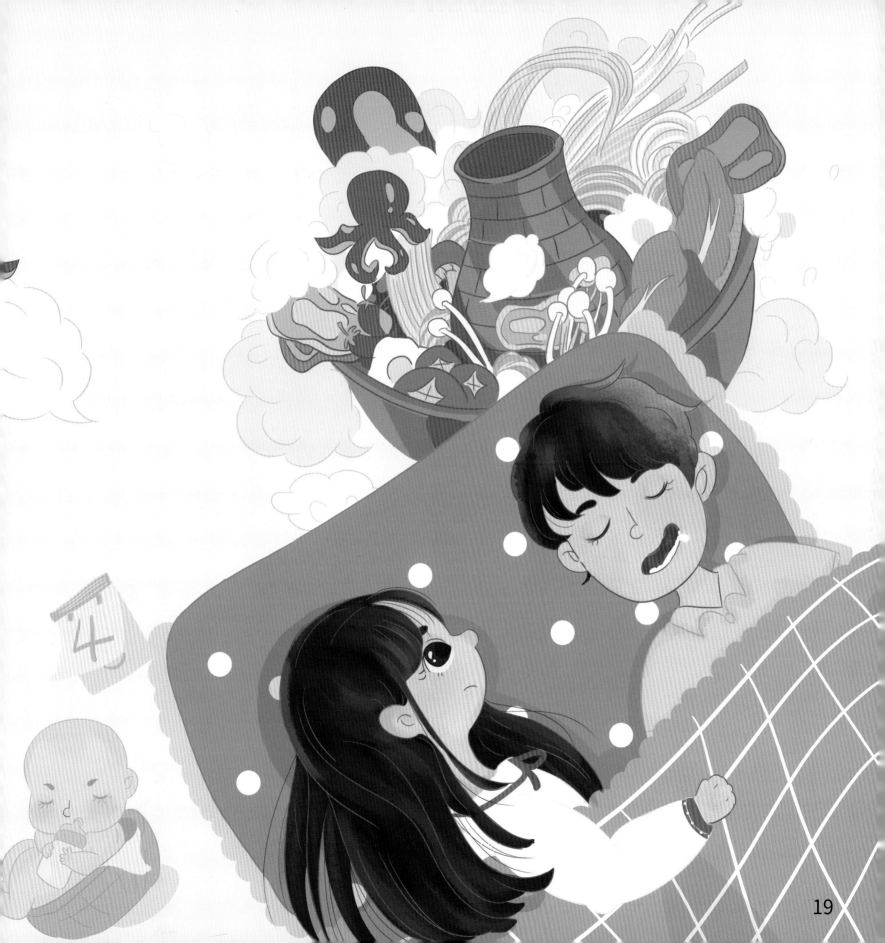

19

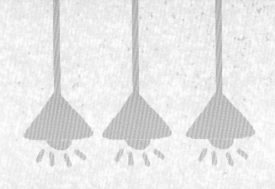

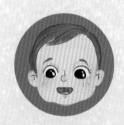 贝贝妈妈，妈妈最近总是担心自己生完我以后变得不漂亮、身材也不好，怎样才能让她减轻心理负担呢？

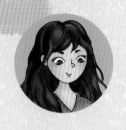 怀着宝宝的妈妈，外观改变是难以避免的，妈妈必须有充分的心理准备。只要她做好孕期饮食管理，保持良好、规律的生活习惯，产后恢复身材还是很容易的。推荐"中国居民平衡膳食宝塔（2016）"这张图给妈妈吧！

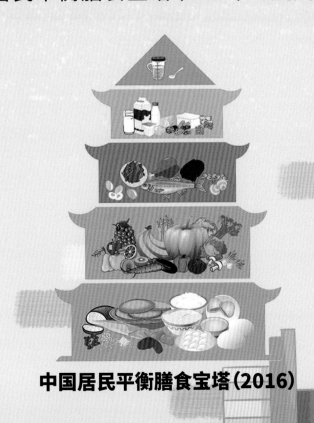

中国居民平衡膳食宝塔（2016）

最近，妈妈总对着镜子皱眉，她担心自己变得不漂亮、身材不好。

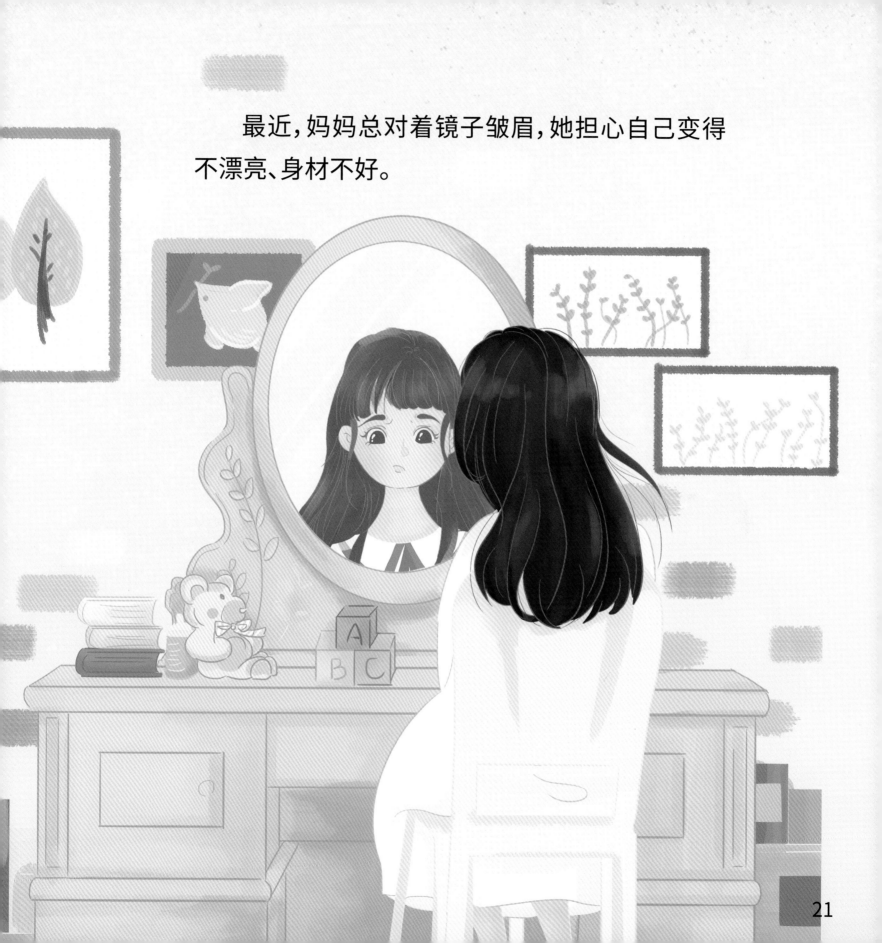

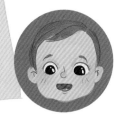

贝贝妈妈，妈妈最近又开始上班了，怎样才能让妈妈既充分休息，又不耽误工作呢？

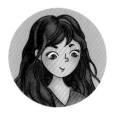

到了孕中期，宝宝的情况稳定了，妈妈的妊娠反应也消退了，这时投入工作是可以的，不过要平衡好怀孕和工作之间的关系，建议她从以下方面着手：

1.对单位不隐瞒：要及时向单位说明自己的情况，即使有孕在身也愿意努力做好工作；

2.对自己设底线：要学会拒绝额外的工作，专注于本职工作，尽量不加班、不熬夜；

3.接受别人的帮助：用轻松的心情接受别人的帮助。

爸爸陪着妈妈的情景，就像在谈恋爱。

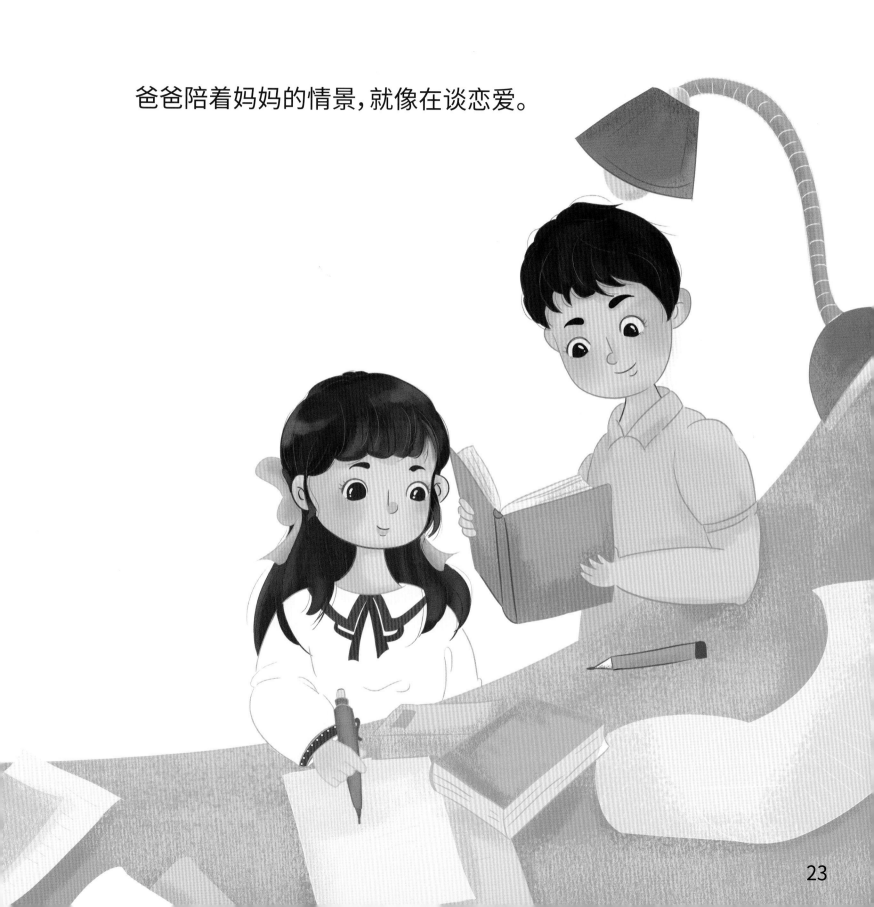

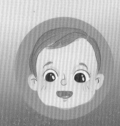

医生，妈妈病了，医生给她开了药，但妈妈非常担心药物对我有伤害，她很苦恼，怎么办？怀孕了就不能吃药吗？

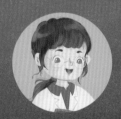

孕早期（尤其是头三个月）是胚胎发育最关键的时期，这个时期的所有用药都必须在专业医师的严格指导下使用。

到了孕中期或晚期，你的发育基本稳定，有些药物对你影响不大，可以使用，但孕妇禁用的药物是绝对不能使用的。要严格遵守药品说明书用药，一定要在医生的指导下用药。如果是感冒、轻微咳嗽等常见病，症状不明显时，不需要吃药，多休息、多喝水、清淡饮食就可以了。如果病情复杂，妈妈就要遵循专业医生的指导，按照治疗方案规范地用药。

有一次，妈妈不小心感冒了，但她不敢吃药，
担心会伤害到我。

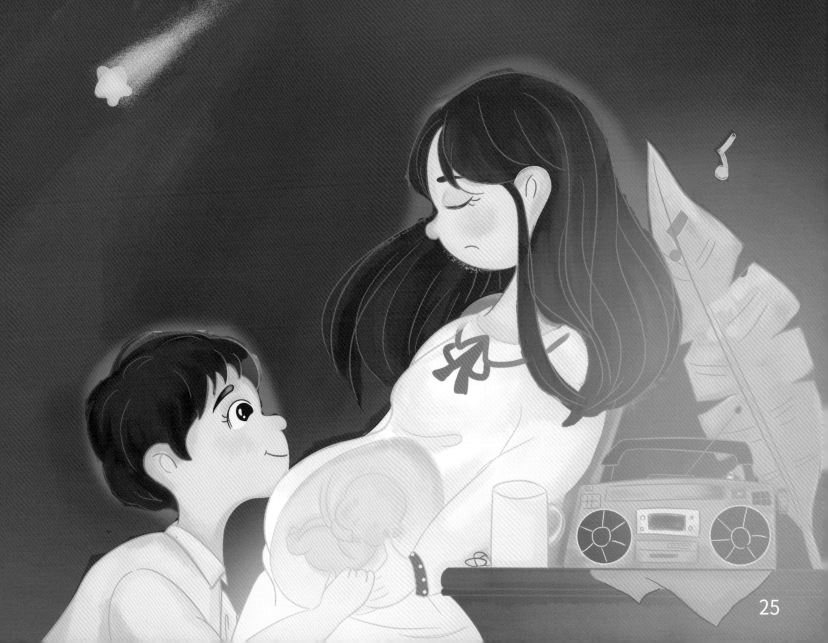

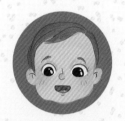

医生，妈妈最近总是暴饮暴食，还特别爱唠叨，总是和爸爸反复讨论跟我及分娩有关的事情，尤其担心意外事件，她是不是得了产前焦虑症？

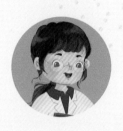

孕晚期，宝宝先露下降，对妈妈胃的压力减轻，妈妈胃口会明显好转。临近分娩，妈妈的关注点由孕早期关注你的发育转到孕晚期分娩的风险，出于对未知事物的恐惧，妈妈的依赖心理逐渐增强，希望寻求保护，引起他人重视，这是孕晚期常见的心理现象之一。建议：

1.多学习分娩知识，增加对分娩过程的了解；

2.与医生保持联系，有问题及时请教；

3.与有经验的人多交流，保持良好情绪；

4.家人要理解妈妈情绪上的波动，耐心倾听诉说，给予精神上的鼓励和安慰；

5.如果妈妈的异常行为持续加重，或超过2周没有好转，就要去有产科经验的心理科医师处就诊，寻求医学帮助。

我长到7个月大了，妈妈好像变成了一个"吃货"，每天都想吃各种各样的好吃的。

看着胃口突然变好的妈妈，爸爸有点担忧。

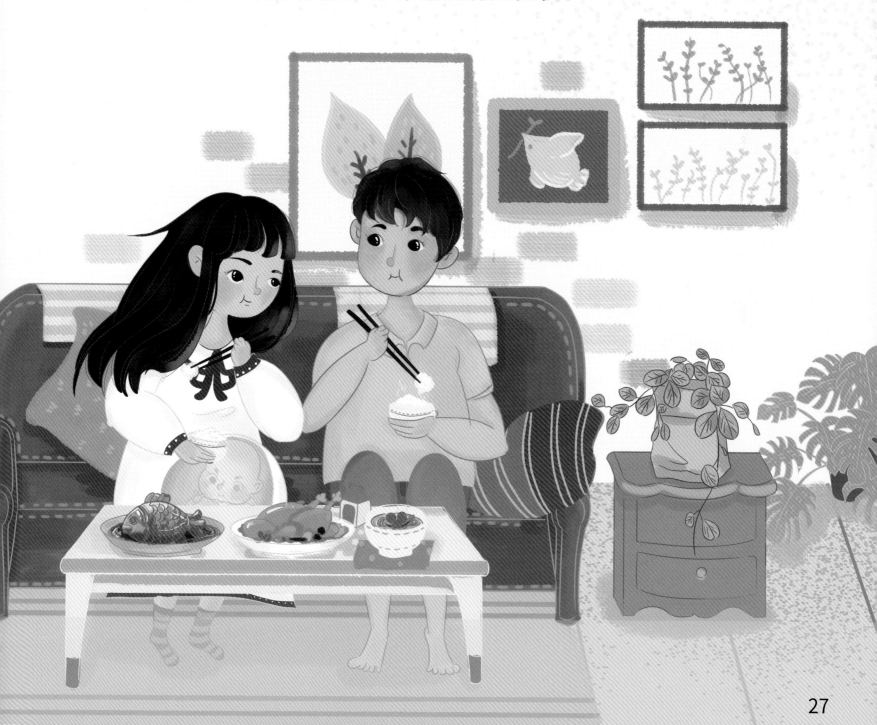

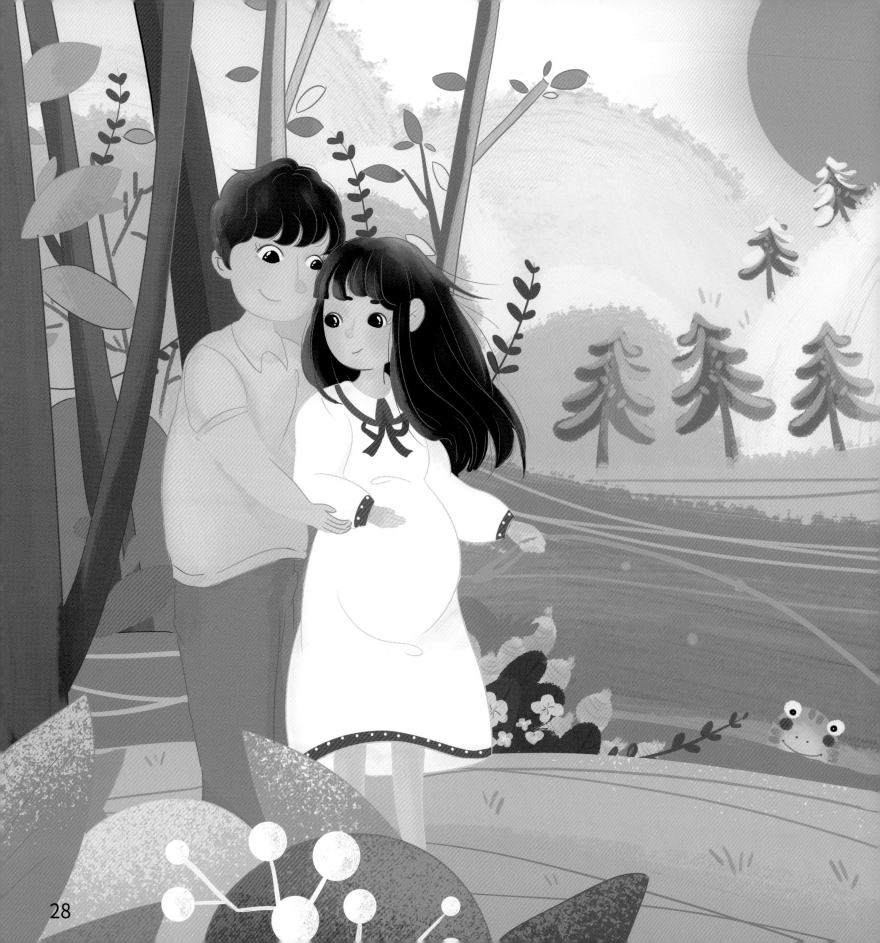

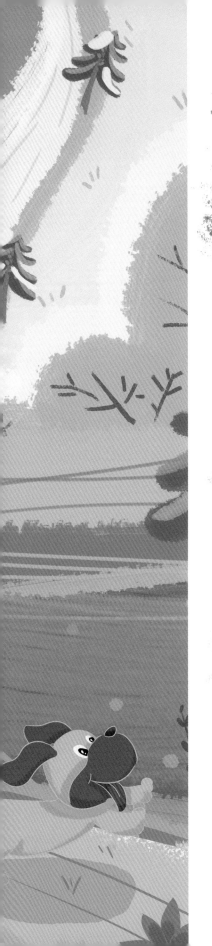

最近，妈妈开始出现不规则的宫缩疼痛，但她还是坚持带我出来散步，因为医生说，多活动对顺产有好处。我们看着特别心疼，只好一家人陪着她，但是不知道怎么缓解她的痛苦。

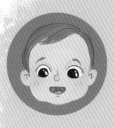

贝贝妈妈，爸爸要做些什么才可以帮助妈妈更好地缓解压力呢？

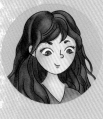

用心陪伴就是最好的帮助。孕晚期频繁而不规则的生理性宫缩会给妈妈造成多种不适，有时情绪也会受到影响。爸爸可以通过体贴的行为、温暖的言语、及时的关注来关心妈妈。例如，下班早回家，分担家务，陪同散步，与宝宝交流，陪她参加孕妇课堂等，让妈妈的依赖心理得到满足，这样，她的焦虑就可以缓解。

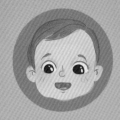

医生，妈妈变得烦躁、不安，好像失去信心了。怎样才能帮助妈妈更好地缓解分娩的心理压力呢？

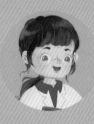

对于分娩疼痛的恐惧是孕期较为严重的心理问题之一。据研究，妈妈产前的精神状况和产痛有很大的关系，严重的紧张、焦虑和恐惧心理会加重疼痛的感觉，引发异常的行为（如大喊大叫、异常体位、过激行为等）。良好的心理状态能很好地帮助妈妈坚定信心，克服分娩的种种不适，建议从以下几点做起：

1. 妈妈必须对生产疼痛有正确的认识，保持平静的心情，学会分娩时转移注意力的技巧（如拉马泽呼吸法、自由体位法、瑜伽球操等）；

2. 必要时可选择镇痛分娩，以减轻分娩的疼痛感；

3. 临产时调整心态，要信任医生；

4. 至亲好友从旁陪伴，予以支持及照顾，减少妈妈在陌生环境里的不安全感。

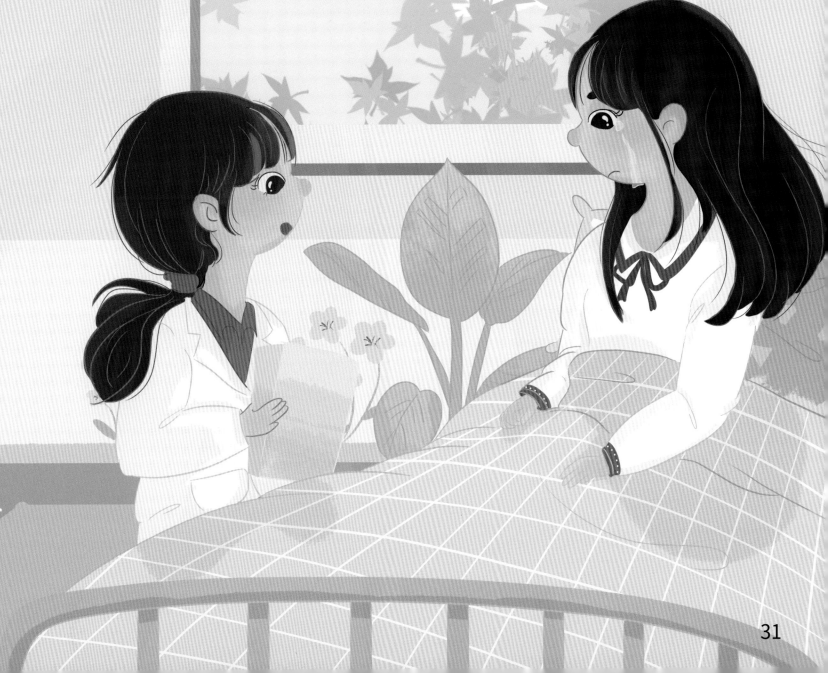

终于临产了，妈妈住进了医院，频繁的宫缩疼痛让她很难受，眼泪总是不自觉地流下来，她的心情特别不好，总觉得有什么东西压着，连呼吸都觉得不顺畅。

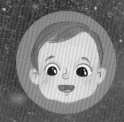

贝贝妈妈，为什么一个短暂的梦，就能让妈妈重新充满力量呢？

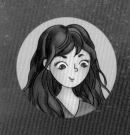

日常生活中，妈妈都是在家人无微不至的关怀中度过，许多日常琐事会潜移默化地成为积极的能量。当她意志薄弱时，潜意识会挺身而出，把既往积蓄的意识能量释放出来，引导她产生新的行为。和谐的家庭气氛和人际关系，可以帮助妈妈度过分娩情绪危机。

妈妈折腾了整整一天才睡着，她做了一个短暂但很幸福的梦，梦到全家人都陪伴在身边，这让妈妈重新获得了斗志。很幸运，我还算个乖宝宝，妈妈强大的信念让我成功顺产。据说，有的妈妈要通过手术才能把宝宝生出来。

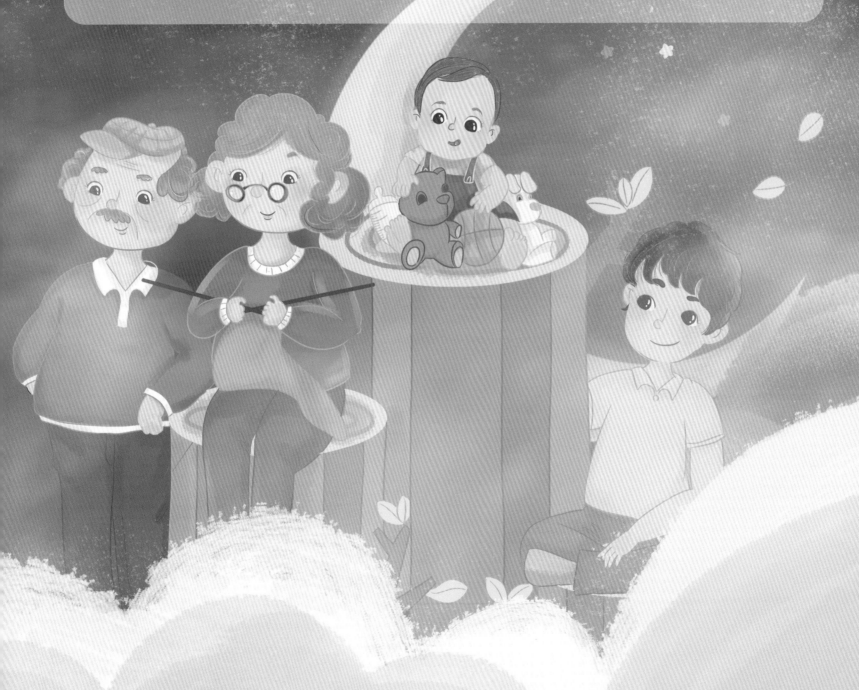

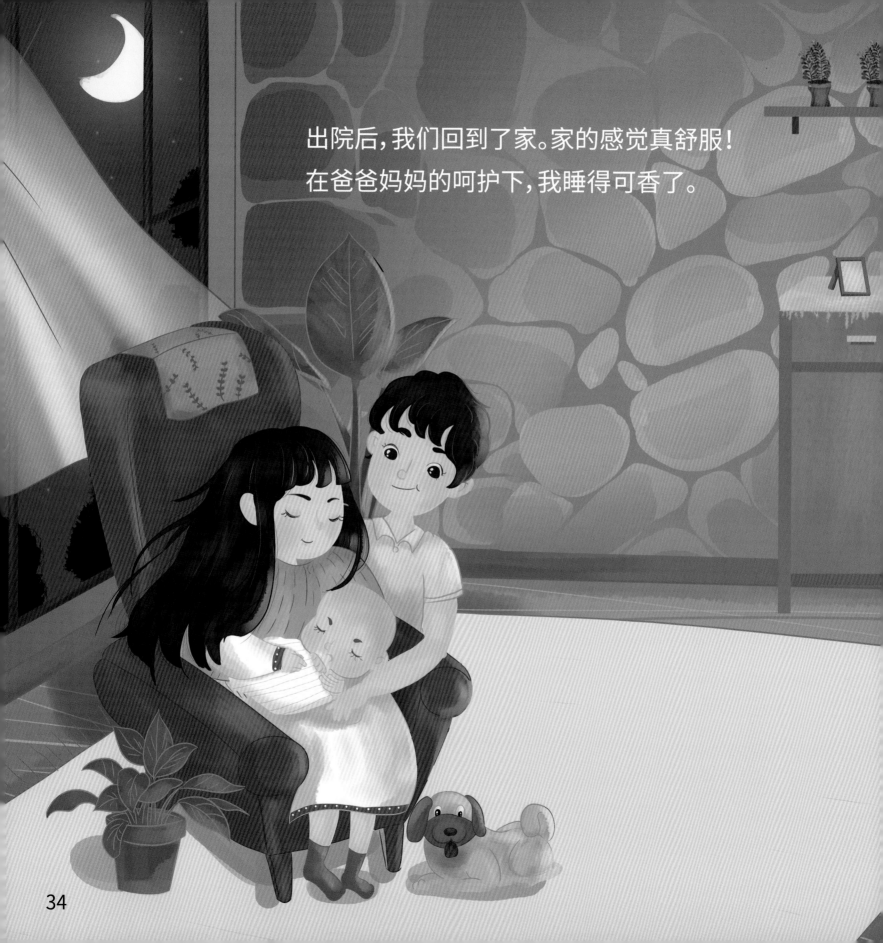

出院后，我们回到了家。家的感觉真舒服！
在爸爸妈妈的呵护下，我睡得可香了。

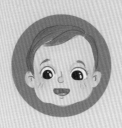 贝贝妈妈，爸爸妈妈建造的这个温暖、舒适的家，一定做了很多努力和准备工作吧？

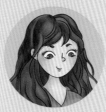 是的。为了建造一个温暖、舒适的家，爸爸妈妈做了很多心理准备。首先，他们提前做好了计划：怎么照顾你的日常生活，家务事项如何管理，家庭开支怎么分配等，他们还要理性接受任何可能出现的结果，不论宝宝身体是否健壮，性别是什么，都要给予应有的关爱和照顾。

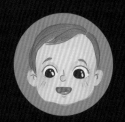 医生,妈妈这几天总是愁眉苦脸的,还常常独自一人掉眼泪,是我让妈妈失望、伤心了吗?

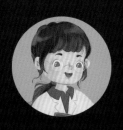 在妈妈分娩后容易出现情绪持续低落、悲观、厌食、失眠、暴躁、思维迟缓、运动抑制等症状。这些症状大多在产后2周左右消失或明显好转。若异常情况持续超过2周,应及时到医院寻求心理医生帮助,采取有效的治疗方法。这是围产期最常见的表现。大多数观点认为,产后激素水平下降是主要原因,也有人认为,受到家庭角色转变、责任增加、经济负担加重等社会心理因素的影响,遗传与环境因素之间的交互作用以及这些交互作用的出现时点,在病症发生过程中也具有重要的影响。

家人要多关注妈妈的情绪和行为,及时给予帮助或言语开导,营造平静和谐的家庭氛围,一起帮助妈妈度过情绪危机。

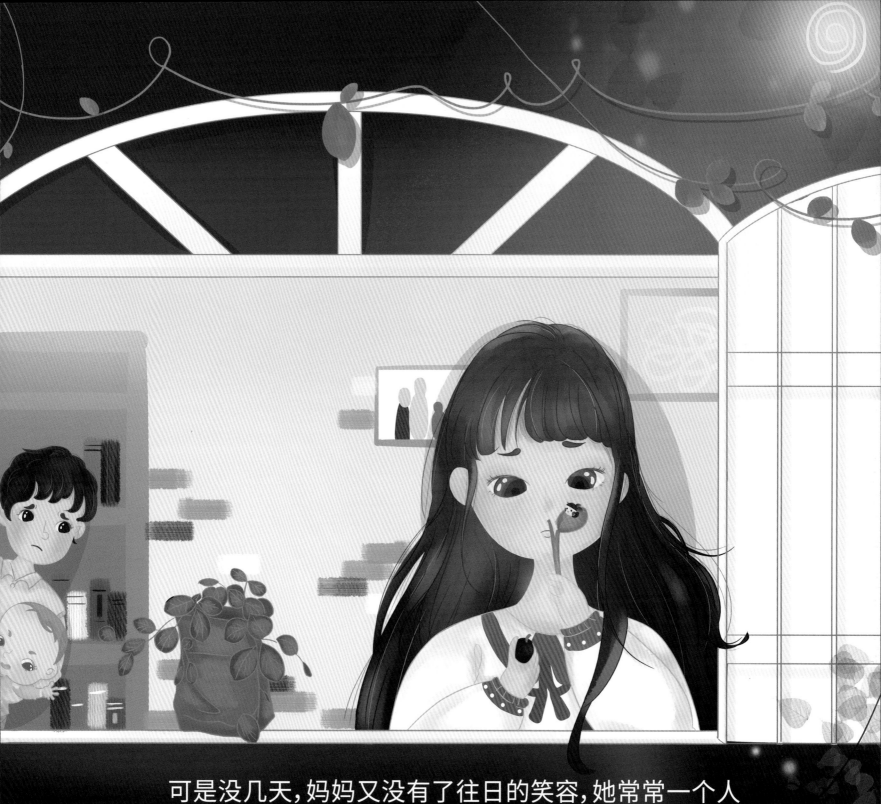

可是没几天,妈妈又没有了往日的笑容,她常常一个人

有时候，我饿得哇哇大哭，爸爸不知所措地抱着我。

妈妈刚躺下，就被我的哭声吵醒了，只好强撑着给我喂奶。

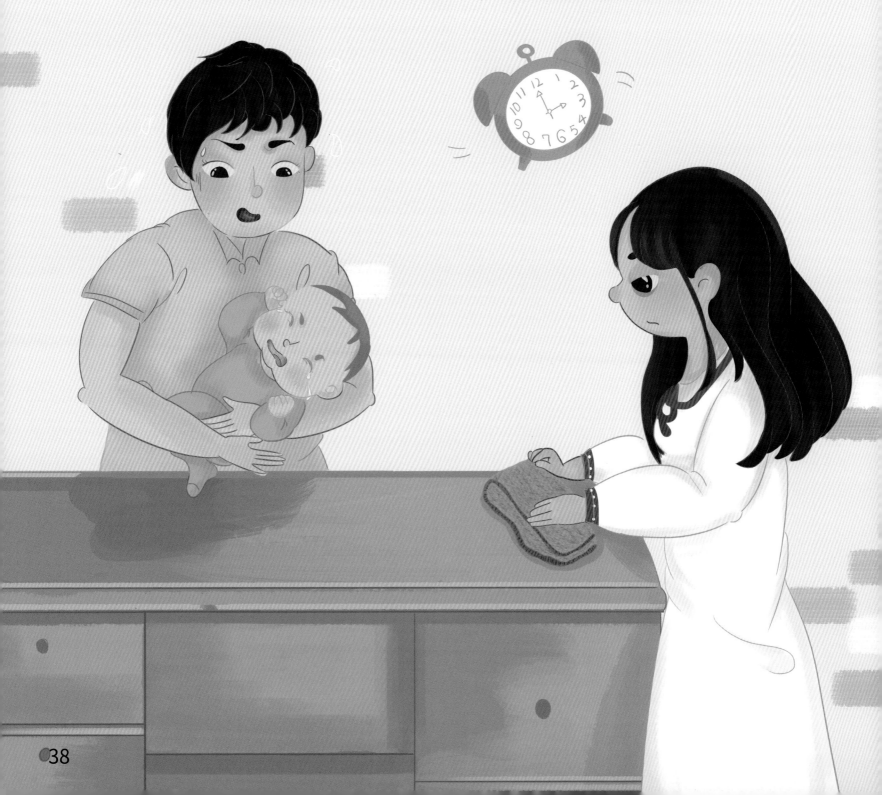

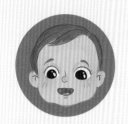

贝贝妈妈，如何帮助爸爸妈妈缓解母乳喂养的焦虑情绪？

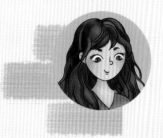

　　母乳是宝宝最好的食物，母乳喂养可以增进妈妈和宝宝的感情联结，增强宝宝的免疫力，对妈妈产后身体恢复，降低卵巢癌和乳腺癌的风险有好处。宝宝出生后6个月内最好进行纯母乳喂养，建议妈妈增强母乳喂养的信心和决心，掌握有关知识，学会正确的母乳喂养方法。同时，由于妈妈产后疲劳、情绪不稳定、缺乏育儿知识，情感脆弱，容易发脾气。爸爸和家人要给予更多的理解和关心，确保妈妈得到充分休息，这样才有助于乳汁分泌和产后康复。

　　必要的时候，可以向医护人员请教产妇母乳喂养的方法以及护理婴儿的方法。

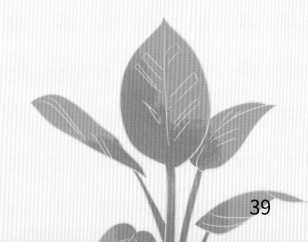

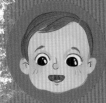

贝贝妈妈,妈妈觉得在家照顾我就像做保姆,比上班还辛苦,她什么时候可以去上班呀?

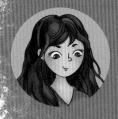

对于产后什么时候回归工作,产妇要考虑好以下三个问题:

1.身体是否已经恢复到可以回去上班的状态,这是前提条件。一般而言,顺产产后1周可以恢复规律活动,如散步、产后操;1个月后可以做一般的运动,如快走、产后瑜伽;3个月时可以恢复孕前的大多数活动。如果是剖腹产,需在顺产基础上适当推后一个月。

2.是否建立了和宝宝的依恋关系。育儿专家认为,如果产后重返工作岗位,至少要等到妈妈和宝宝已经建立起亲密的依恋关系,而且适应了当母亲的角色。一般来说,妈妈和宝宝建立良好的依恋关系需要3~6个月。如果条件允许,最好等宝宝周岁,妈妈和宝宝建立了足够稳定的依恋关系再上班,这样对妈妈和宝宝来说,都有了一个较好的缓冲期。

3.家庭的经济状况如何。如果家里的经济条件不错,可以选择做一段时间全职妈妈,让自己更加充分地休息,调整心态。全身心地与宝宝建立更牢固稳定的母婴情感联结,给宝宝更充分的心理安全和满足感。

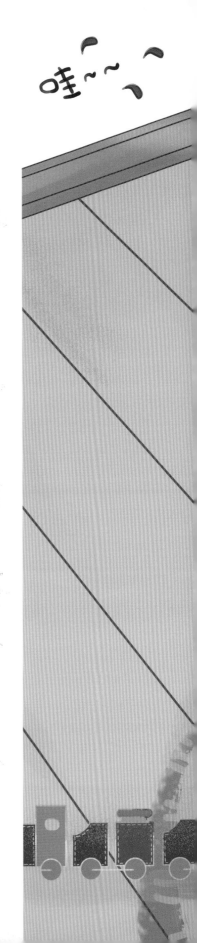

妈妈要做家务，还要照顾我的日常生活，实在坚持不住了，竟蹲在地上哭了起来。

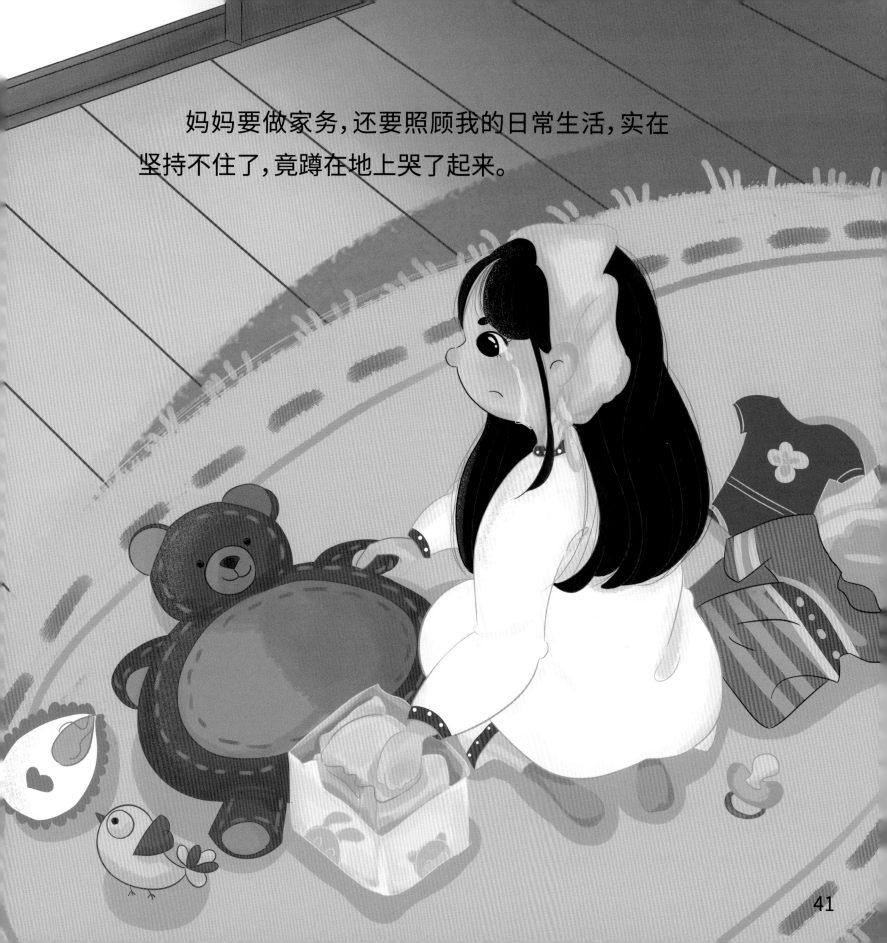

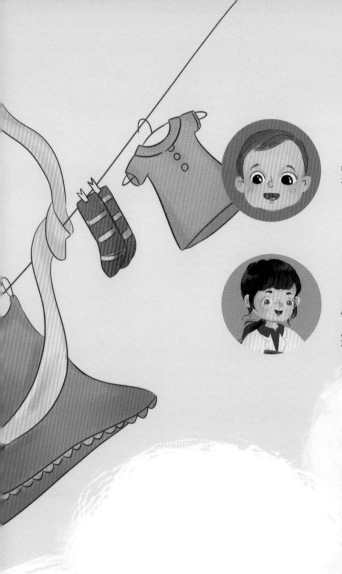

医生，妈妈最近总是心神不宁，常常把自己关在家里，应该怎样做，她的情绪才能得到缓解呢？

由于产后激素水平的急剧变化、伤口疼痛、乳房胀痛、母乳喂养任务繁重、休息时间不充足等原因，给产妇的心理、生理带来了巨大的压力，严重的可能会出现伤婴、杀婴、自杀等行为。

1. 要正视妈妈的情绪问题。对轻度的产后抑郁，可以及早跟家人沟通，找有经验的亲朋好友倾诉，想办法避开或尽可能减少可能的诱因。

2. 可以通过倾诉、写日记、大哭，或运动发泄、心理暗示等舒缓情绪的方法，缓解情绪的不稳定状况。

3. 如果情况严重，应尽快去医院就诊，寻找有经验的心理医生帮助。

后来，妈妈干脆把自己封闭起来，一个人发呆，往日的微笑不见了。

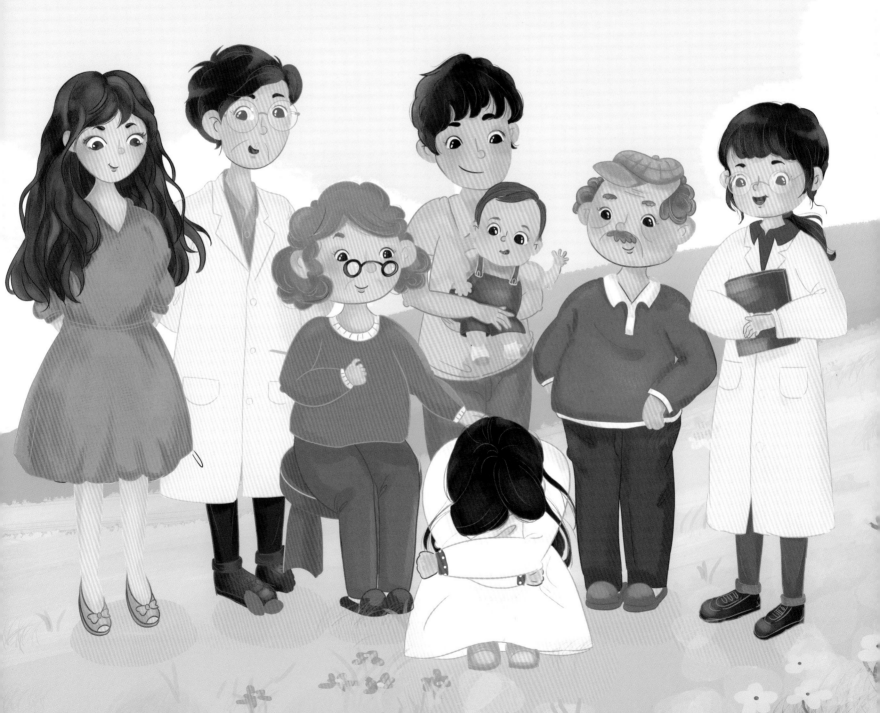

43

因为产后情绪不良，妈妈常常失眠和焦虑……

为了帮妈妈找回微笑，爸爸带着我，一起陪妈妈去公园散心。

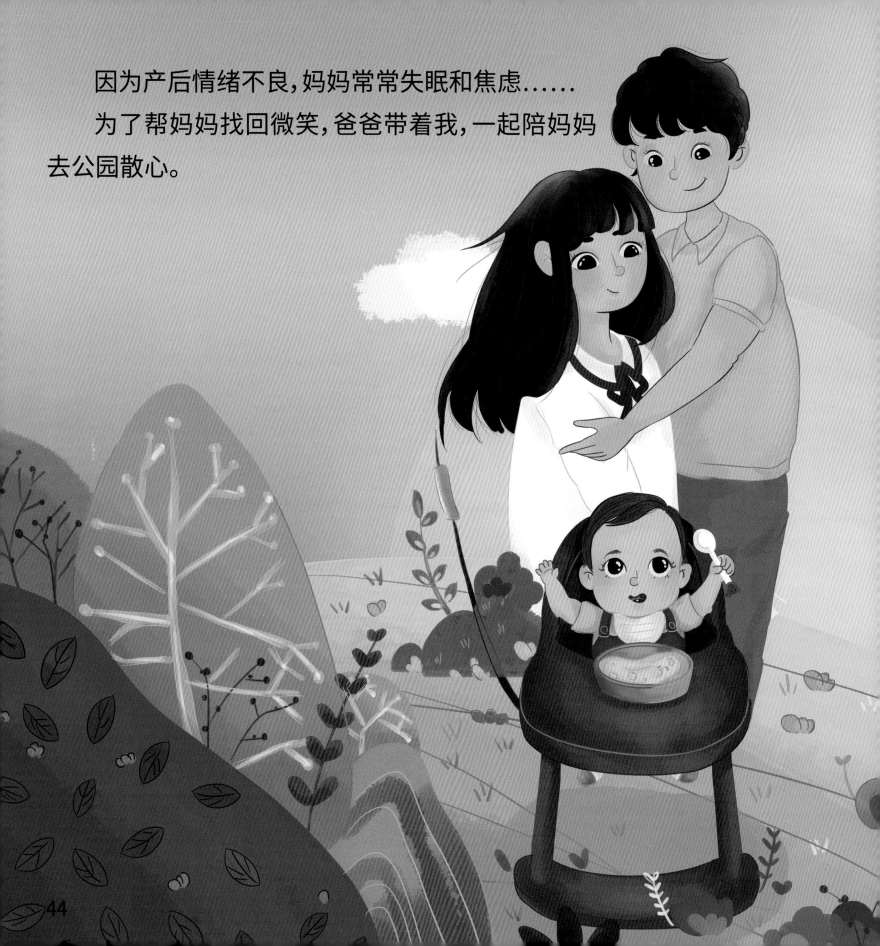

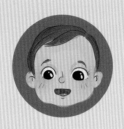

贝贝妈妈，妈妈怎么做才能解决睡眠障碍，平稳度过产后异常心理期？

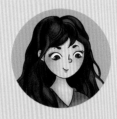

产后情绪不良是从分娩开始至产后10日内出现的短暂、轻微的心境不佳的一种自限性疾病状态，表现为失眠、焦虑、情绪大起大落等，不需要药物治疗，良好的家庭气氛或心理治疗非常有效。

1. 解决睡眠障碍，妈妈可以把持续担忧的事情说出来，家人尽量协助解决；

2. 如果家人没有解决办法，可以请专家或心理治疗师帮忙；

3. 要避免摄入提神的药物或食物；

4. 训练宝宝有规律的作息；

5. 通过睡前阅读、听音乐、洗热水澡、穴位按摩等提高睡眠质量。

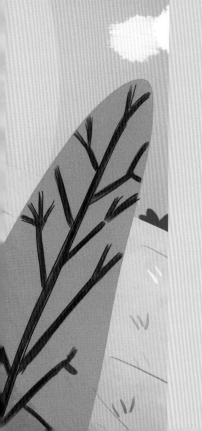

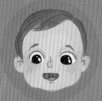 贝贝妈妈，我们家人做些什么才能帮助妈妈度过异常心理期呢？

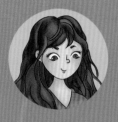 要建立和谐的家庭关系：

1. 爸爸要尽量保持平静稳定的情绪，多与妈妈聊轻松的话题；

2. 爸爸要主动分担家务及照顾宝宝，让妈妈得到更多的休息；

3. 鼓励并陪同妈妈参加轻松的社交活动；

4. 其他家庭成员，除帮忙分担家务外，还要注意营造和谐舒适的环境，让妈妈的内心逐渐强大。

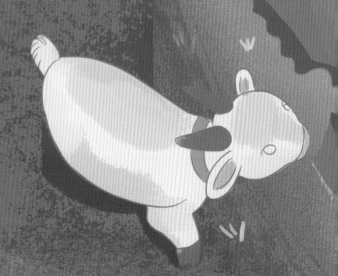

妈妈躺在草地上，露出了浅浅的笑容。

看着妈妈，爸爸心里的担忧总算减轻了一些。

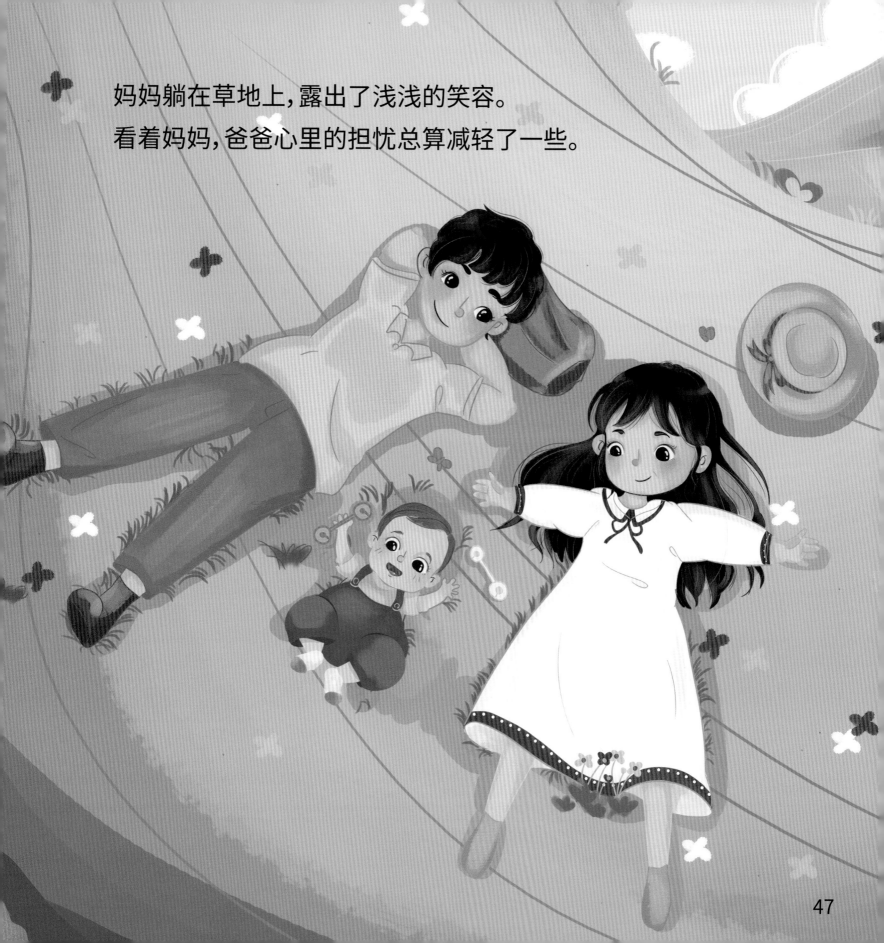

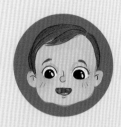

医生，除了家人的细心照顾外，还有什么办法可以帮助妈妈度过异常心理期呢？

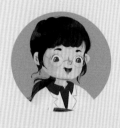

假如家人的悉心照顾无法缓解妈妈产后情绪不良状况，或其产后抑郁、焦虑的症状持续时间超过2周，甚至出现自杀倾向、伤害宝宝等严重症状时，需要及时去医院就诊，寻求有产科经验的心理医生的帮助，如心理咨询、心理治疗以及必要的辅助药物治疗等。

这些治疗可以帮助妈妈逐渐度过异常心理期。

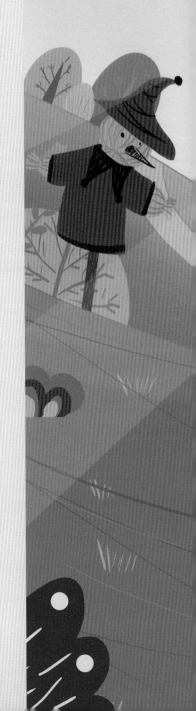

可是，妈妈的情绪仍然起伏不定，爸爸还是不放心。

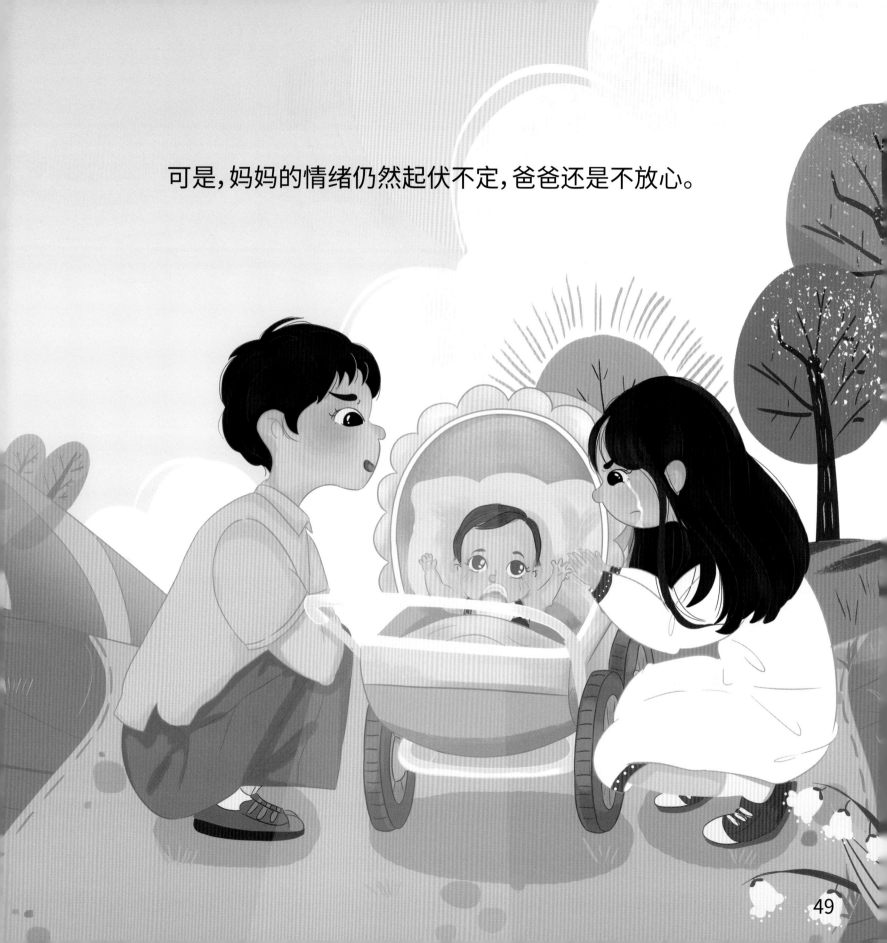

爸爸请来了心理治疗师。在她的帮助下，乐观、漂亮的妈妈又回来了。好开心啊，听说他们是用了一种特别厉害的方法，叫作"无条件的爱和接纳"。而困扰妈妈的那种情况，叫作"产后抑郁"。

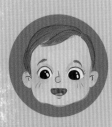

医生，妈妈在治疗师的帮助下总算开心了，她会再次抑郁吗，要怎么预防呀？

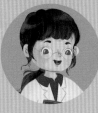

一般情况下，心理治疗对这种情况会有较为理想的效果，不会复发，再次妊娠时会有20%～30%的复发率。建议妈妈们：

1. 通过做体操、散步或快走等简单的体力运动，分散注意力及提高身体活力；

2. 做一些平时喜欢却没有时间去做的事，或者参加一些机构举办的孕期聚会、沙龙、或团体辅导活动；

3. 通过听音乐或参加演奏等活动去抒发情感，让自己变成一个自信、独立、有趣、充满正能量的妈妈。

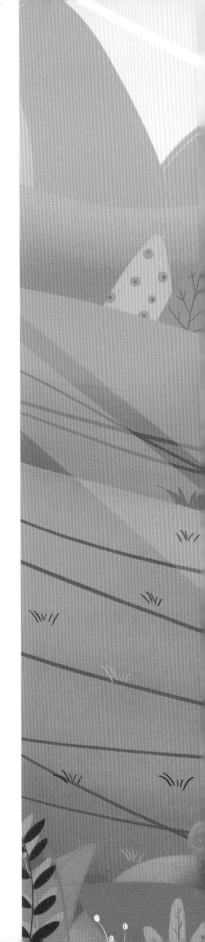

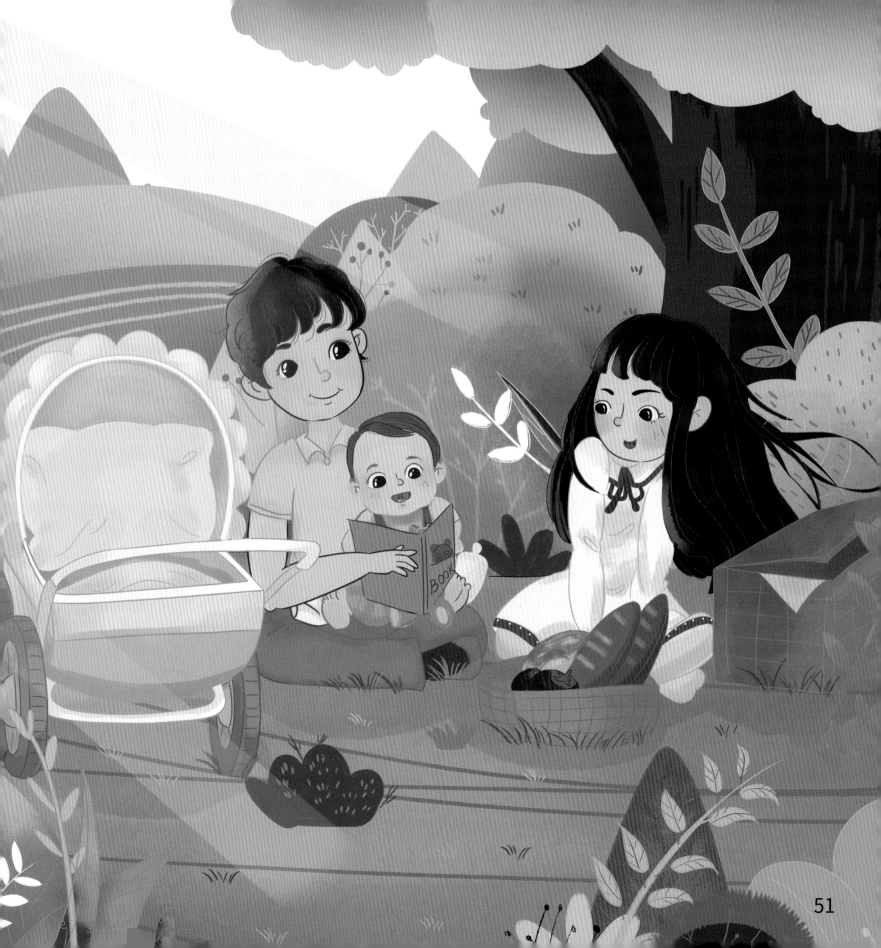

附：情绪筛查工具（仅适用于孕产妇）

请根据您的感觉，从下面的问题中选出最能反映您近1周感受的答案，并根据总得分，寻找对应的处理方法。

爱丁堡孕产期抑郁量表(EPDS-10)

要点	描述	从未	偶尔	经常	总是
1.心境	我能看到事物有趣的一面,并笑得开心	3分	2分	1分	0分
2.乐趣	我欣然期待未来的一切	3分	2分	1分	0分
3.自责	当事情出错时,我没必要责备自己	0分	1分	2分	3分
4.焦虑	我会无缘无故感到焦虑和担心	0分	1分	2分	3分
5.恐惧	我会无缘无故感到害怕和惊慌	0分	1分	2分	3分
6.能力	很多事情都冲着我来,让我透不过气	0分	1分	2分	3分
7.失眠	我很不开心,以致失眠	0分	1分	2分	3分
8.悲伤	我感到难过和悲伤	0分	1分	2分	3分
9.哭泣	我不开心到哭	0分	1分	2分	3分
10.自伤	我想过要伤害自己	0分	1分	2分	3分

注：≥9分为可疑,加强观察,必要时咨询医生；≥13分极有可能,立即咨询医生,进一步确诊；当有偶尔、经常、总是自伤的情况,或产生自杀及其他奇怪的想法或行为时,应立刻寻求专业医生的帮助。

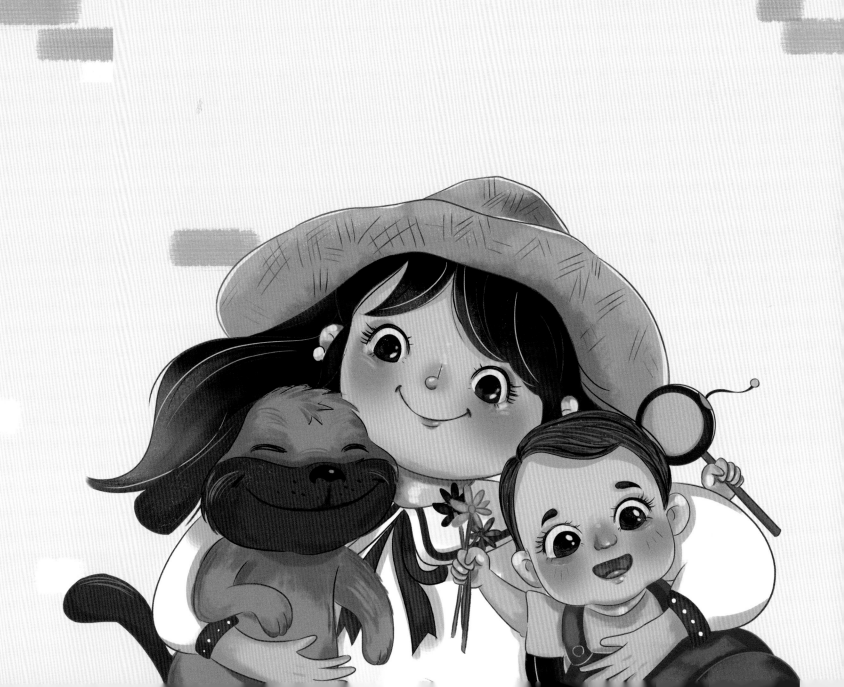

写给自己的信：

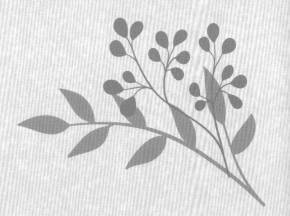

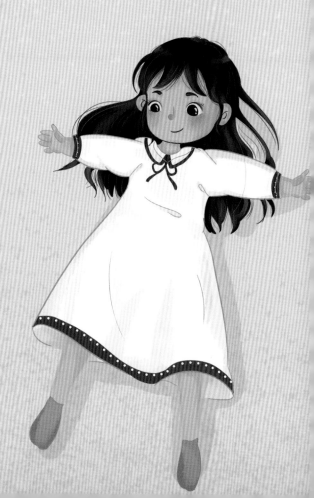

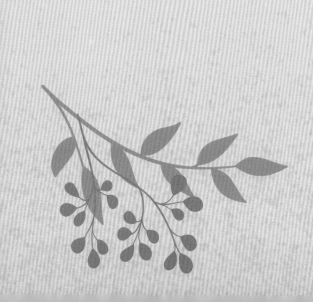

写给丈夫的信：

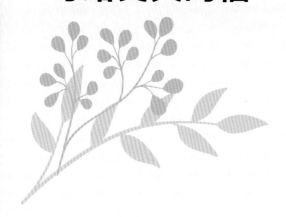
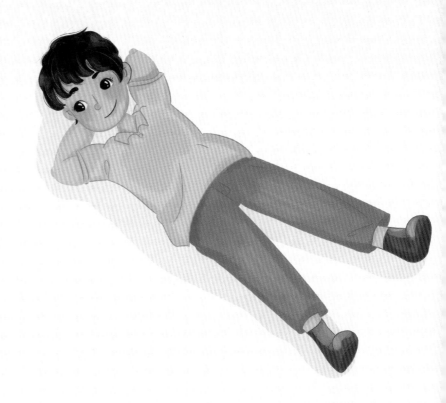

写给家人的信：

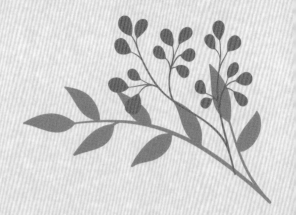

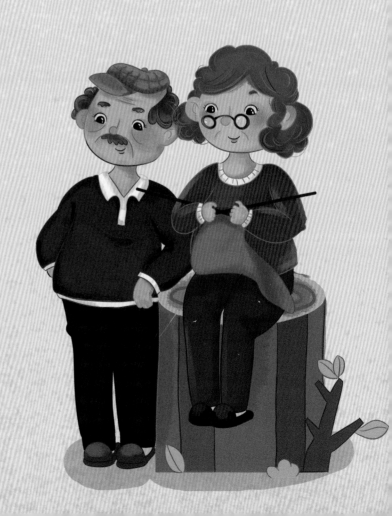

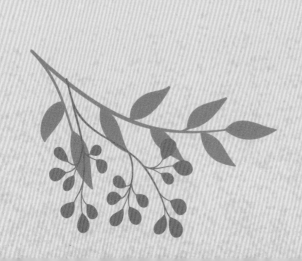

写给宝宝的信：

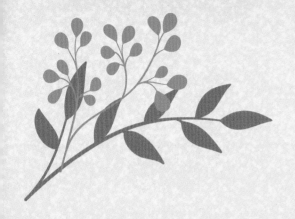

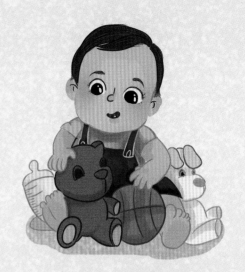

写给医生的信：

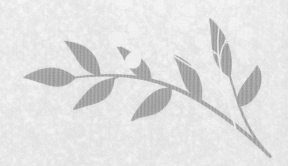

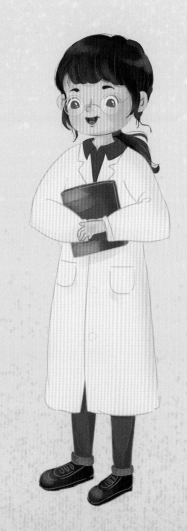

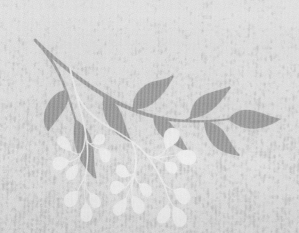

我心中宝宝的画像：

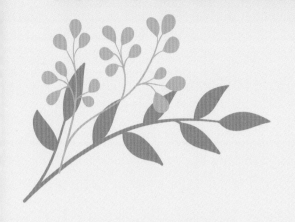
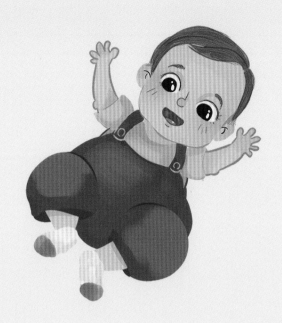
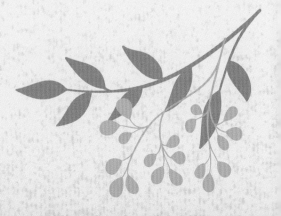

后记

不忘初心，砥砺前行，方得始终。

张帆博士在生下女儿贝贝后，以贝贝妈妈的笔名和身份，摸索出一套基于教育学和心理学的科学育儿理论和实践经验，从此立志要让天下的爸爸妈妈都能分享到科学育儿知识，让孩子更加聪明快乐，家庭更加幸福和谐，家长不再走育儿的弯路。

2014年，她创建了名为"懂儿方知如何爱"的科学育儿新浪微博认证账号和微信订阅号，同年在人民卫生出版社出版了育儿科普书《懂儿方知如何爱——贝贝妈妈育儿经》，该书由广州市育儿专家库推荐。次年，该书分别获得广东省和广州市优秀科普作品三等奖。同时，她集结一批同样热爱育儿科普工作的卫生战线同人，组建了"懂儿方知如何爱"育儿科普团队。2016年，贝贝妈妈主持立项了广州市财政的经常性项目《家庭发展研究与服务》，大家更加坚定地在育儿科普的道路上奋力前行，笔耕不辍，又在中国人口出版社出版了《科学育儿亲子共读漫画系列》(共五册)，创立了"懂儿方知如何爱，幸福家庭新启航"育儿APP、"懂儿知爱"小程序和慕课等。2017年，参评世界卫生组织优秀健康促进实践活动，受到原国家卫生计生委宣传司全国通报表扬。孕产妇心理健康科普图文《妈妈的微笑找到了——孕产妇心理健康指南》和育儿动画视频《总是玩游戏，长大没出息？》分别获得2019年广州市"健康杯"科普能力创作大赛三等奖。前者还获得2019年广东省健康科普创作大赛健康科普作品一等奖、最具影响力作品二等奖，后者和另外四篇科普文章同时获得优秀奖，一次共斩获七个奖项。

致谢

在广州市妇女儿童医疗中心妇产科部女性心理门诊的大力支持下,同名孕产妇心理健康科普绘本《妈妈的微笑找到了——孕产妇心理健康指南》顺利出版,成为业内第一本针对产前和产后抑郁领域的治愈系绘本。此外,这本书的出版还得到了广州市妇女儿童医疗中心副院长、妇产科主任医师、硕士生导师李庆丰,妇产科技术总监郑勤田,复旦大学基础医学院副教授、硕士生导师冯异的指导,在此一并感谢。

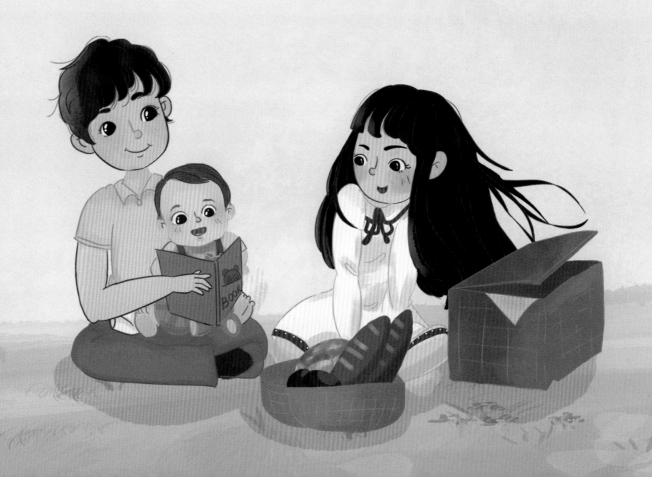

图书在版编目（ＣＩＰ）数据

妈妈的微笑找到了：孕产心理健康指南 / 张帆，伍
少莹著；张帆，王雪绘 . -- 北京：中国人口出版社，
2020.9
ISBN 978-7-5101-6846-8

Ⅰ . ①妈… Ⅱ . ①张… ②伍… ③王… Ⅲ . ①围产期
－心理健康 Ⅳ . ① R715.3

中国版本图书馆 CIP 数据核字 (2019) 第 265527 号

妈妈的微笑找到了：孕产心理健康指南

MAMA DE WEIXIAO ZHAODAOLE YUNCHAN XINLI JIANKANG ZHINAN

张帆　伍少莹　**著**　张帆　王雪　**绘**

责任编辑	杨政瑞　张文超
美术编辑	夏晓辉
装帧设计	广东想象力品牌管理有限公司
责任印刷	林　鑫　单爱军
出版发行	中国人口出版社
印　　刷	小森印刷（北京）有限公司
开　　本	787 毫米 ×1092 毫米　1/12
印　　张	5.7
字　　数	140 千字
版　　次	2020 年 9 月第 1 版
印　　次	2020 年 9 月第 1 次印刷
书　　号	ISBN 978-7-5101-6846-8
定　　价	35.00 元

网　　址	www.rkcbs.com.cn
电 子 信 箱	rkcbs@126.com
总编室电话	(010)83519392
发行部电话	(010)83510481
传　　真	(010)83538190
地　　址	北京市西城区广安门南街 80 号
邮　　编	100054